Dr GOYARD

LE

Plan de Paris

Considérations d'hygiène et d'économie sociale
sur la
transformation graduelle de Paris.

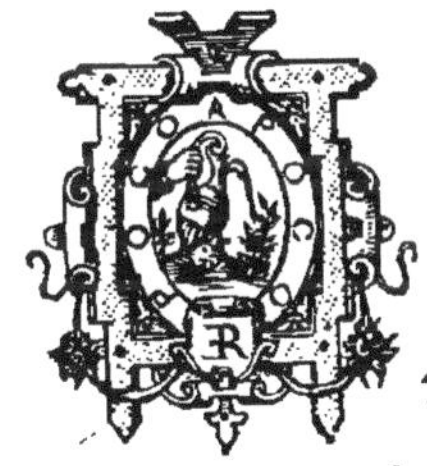

PARIS
ÉDOUARD ROUVEYRE
ÉDITEUR
45, Rue Jacob, 45

1885

LE PLAN DE PARIS

Dr GOYARD

LE

Plan de Paris

Considérations d'hygiène et d'économie sociale sur la transformation graduelle de Paris.

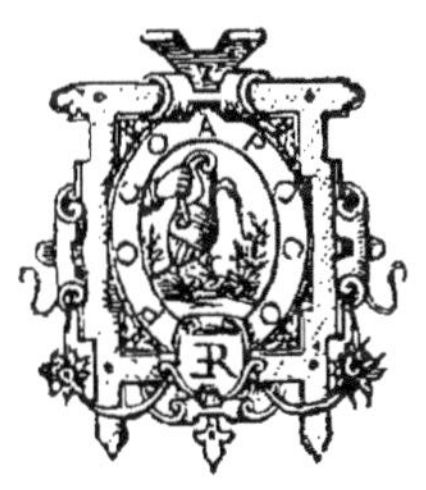

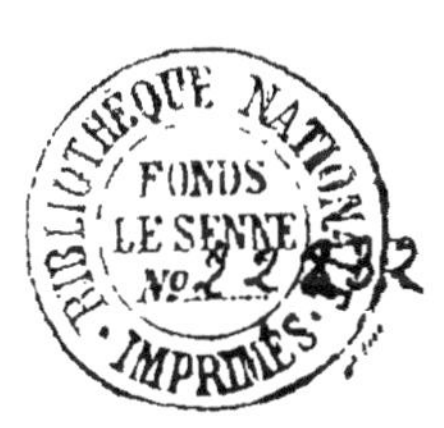

PARIS
ÉDOUARD ROUVEYRE
ÉDITEUR
45, Rue Jacob, 45

1885

AUX DÉPUTÉS

LE

PLAN DE PARIS

I

L'heure arrive pour tous les progrès ; mais c'est à force de travail et de persévérance. Ainsi s'explique la faveur dont jouissent partout aujourd'hui les idées qui se rapportent à l'hygiène.

Le temps n'est pas éloigné où cette pauvre hygiène n'était pas même prise au sérieux. On la raillait doucement, en faisant de l'esprit à ses dépens ; et cette joyeuse définition : « L'hygiène est l'art d'ennuyer ses semblables », avait ses sincères admirateurs.

Au moment où nous sommes, les rieurs

se taisent prudemment, pour éviter la loi du talion ; car tout le monde sait enfin que l'hygiène est l'art de vivre sainement. De là à comprendre que, pour atteindre le but, il faut maintes précautions et parfois de vaillants efforts, il n'y a pas loin.

Tous nos contemporains — j'entends ceux qui ont appris à penser — se font honneur déjà de discerner, dans les fléaux qui nous éprouvent, non la main qui nous châtie, mais la leçon que nous devons retenir. Cette leçon, les hygiénistes la recueillent ; et leur rôle est de la répéter jusqu'à l'obsession, tant que les réformes qu'elle commande n'ont pas été réalisées.

Revenons donc pour un instant sur la récente épidémie de choléra. Au surplus, c'est le moment d'en parler, car personne n'en ayant plus peur, personne ne prendra plus la fuite.

Le choléra de l'été dernier nous a fait connaître une fois de plus ses préférences et ses lieux d'élection.

Ses préférences, ce sont les organismes débilités : et c'est pourquoi nous l'avons vu s'acharner sur les vieillards infirmes et déjà penchés vers la tombe.

Ses lieux d'élection ce sont les endroits malpropres, les terrains bénis de la pourriture et de la crasse.

Jamais, peut-être, le fléau n'avait parlé si clairement : quel est le point précis où il prend pied en France ? Ce sont les darses de Toulon où la fétidité se trouve pour ainsi dire cultivée en grand.

Quelles sont les villes qu'il visite avec le plus de complaisance ? Après Toulon, c'est Marseille, Arles et plusieurs de nos cités méridionales où la propreté des rues et des maisons n'a jamais passé pour une vertu locale.

Enfin, il apparaît à Paris. Et où descend ce voyageur indien, toujours parfumé des boues du Gange ? Non, certes, dans nos beaux quartiers propres, aérés et sains ; mais dans les bouges de la rue

Sainte-Marguerite ou des cités Saint-Victor ; dans ces contrées parisiennes prétendues civilisées, où la commission des logements insalubres signale des dortoirs, — réduits inconnus du Dante, — où couchent vingt personnes et où ne s'ouvre pas une fenêtre.

Hélas ! le voyageur lugubre accomplit toujours à peu près les mêmes étapes. Là, où dans ses précédents voyages il a trouvé des marécages humains à son goût, il retourne; et il y installe sa tente, si on ne sait pas lui opposer la plus vigoureuse résistance.

Une petite bourgade des côtes normandes nous édifie à ce sujet, Yport, sur le bord même de la mer, est situé au fond d'un étroit vallon, et ses maisons mal faites s'empilent sous l'étreinte de deux hautes falaises. « Les Yportais — dit un récent rapport médical — ont des habitudes invétérées de saleté. » Aussi le choléra les aime tant et si bien, que jamais il ne les oublie dans ses visites. Dès son arrivée en Europe, en 1832, il vient à Yport. Il s'y complaît; il y retourne en 1848, en 1849, en 1864, et enfin en 1884.

Mais ce qu'il y a de hautement instructif dans ce malheur chronique, c'est que ce sont toujours à peu près les mêmes maisons qui sont infectées, et que celles-là sont les plus sales et les plus mal aérées.

Tel ce lit légendaire de l'ancien Hôtel-Dieu de Paris, où la maladie dite pourriture d'hôpital avait trouvé des conditions si favorables à son règne, que tout nouvel occupant lui payait un tribut.

Et voyez la contre-épreuve des goûts de ce raffiné de choléra. Nos Yportais, si malmenés par leur hôte incongru, se révoltent enfin; l'été dernier, aussitôt qu'ils se voient envahis, ils se lavent, ils brûlent les résidus de leurs morts, ils ferment les maisons attaquées, ils se secouent si bien qu'ils ne laissent plus de prise sur eux ; et le fléau disparaît rapidement, ne trouvant plus de terrain favorable à ses méfaits.

Et ce qui est vrai du choléra est également vrai de toutes les autres maladies épidémiques, c'est-à-dire de nos fléaux indigènes. C'est ainsi que la diphtérie, la variole et *tutti quanti*, hôtes plus fâcheux encore que le choléra, cohabitent pour ainsi dire avec nous et nous déciment avec régularité.

Il faut donc assainir, et assainir partout. Mais ici, c'est de Paris qu'il est question.

Paris doit être mis à l'abri du danger de la crasse, avec un soin plus jaloux qu'aucune autre ville.

Dans une aussi grande agglomération d'hommes, le mal une fois déclaré, s'il se développe à l'aise, menace de produire des ravages terribles. Et quels ravages ! A Paris, chaque victime peut représenter beaucoup plus qu'une unité humaine. Ecrivains, artistes, savants, gens du monde, politiques, si quelqu'un d'eux s'éteint, quoi qu'en puisse dire l'envie, c'est toujours une perte sensible, un appauvrissement pour le pays, et parfois même pour le monde entier.

Mais il est indispensable d'assainir tous les bas côtés de notre brillante capitale, non pas seulement pour la purger de tous les microbes, (ces jeunes pupilles de la science, qui, soit qu'ils engendrent la maladie ou qu'ils soient engendrés par elle, paraissent du moins constituer le corps du délit). Les épidémies ne s'alimentent pas seulement de l'air confiné, ou des détritus stagnants, mais aussi de la misère physiologique, c'est-à-dire de l'appauvrissement et de la viciation du sang des individus.

Les habitations insalubres, qui minent lentement les forces du corps, réalisent la double condition qui rend les maladies meurtrières. Elles sont deux fois condamnées.

Il ne suffit pas cependant qu'elles soient honnies par la science, et connues aussi pour faire courir plus d'un autre danger à la sécurité sociale. Elles sont condamnées ; la grande affaire est de les exécuter.

Certes, la bonne volonté ne manque à personne: depuis trente ans, Paris a été remanié, comme si un formidable tremblement de terre avait avec intelligence distribué les décombres et marqué la place des moellons neufs. Telle a été l'ardeur déployée pendant un temps dans cette besogne, que l'on a pu même s'en effrayer et redouter un autre écueil : la cherté excessive des nouveaux logis.

C'est ce mouvement de déblaiement et de reconstruction qu'on s'apprête à reprendre. Des projets considérables, qui n'ont cessé d'être à l'étude, sont à la veille d'être réalisés.

Mais si quelques-uns de ces projets s'imposent, parce qu'ils ne sont que l'achèvement de travaux depuis longtemps commencés, il ne s'ensuit pas qu'on doive approuver les yeux fermés et se réjouir par cela seul que la fête de la truelle arrive. Construire de grandes et belles maisons n'est pas la solution du problème actuel des logements insalubres. Ce n'est pas non plus venir en aide aux budgets modestes ; encore moins aux bourses tout à fait plates, qui correspondent à des estomacs trop souvent creux.

Certes, les six cents millions qu'on projette de dépenser seront momentanément pour Paris une manne divine. La profession d'ouvrier sans ouvrage sera peut-être encore un titre honorifique ; du moins elle ne s'imposera plus à personne, tant que la caisse des travaux de la Ville ne sera pas épuisée.

Mais est-ce seulement dans une satisfaction architecturale, ou dans un soulagement passager du malheureux, que réside la si grande et si belle question du *plan de Paris* ?

Est-ce simplement le Paris d'aujourd'hui que nous devons avoir en vue, et accommoder plus ou moins luxueusement aux nécessités qui nous pressent?

Paris est encore comme serait un jeune homme, destiné à prendre fatalement la taille et l'ampleur d'un adulte. Faisons-lui des habits à sa taille, qu'il ne puisse pas faire craquer en quelques années, et que nous ne soyons pas perpétuellement à recoudre.

Voilà le sérieux problème que nous voulons examiner. L'hygiène est la première intéressée à une bonne solution, mais non la seule intéressée; le bien-être matériel des classes déshéritées ; l'apaisement des foules irritées d'être entassées en troupeaux, l'extension plus large, la prospérité plus haute de cette grande ville, et par elle du pays lui-même, voilà le but à viser, et qu'il ne faut pas douter d'atteindre.

II

Toutes nos villes françaises portent plus ou moins la marque de leur origine en des temps tourmentés. Alors on se groupait et on se serrait pour mieux se défendre; car la guerre sévissait sans relâche, et chaque ville devait prendre des allures de forteresse. De là les rues étroites, les maisons rapprochées et le peu d'espace libre, laissé pour le renouvellement de l'air.

Aussi, quand une maladie épidémique, plus cruelle que les plus farouches vainqueurs, entrait dans ces fourmilières, on mourait sans même se défendre; et le fléau se déchaînait sans obstacle jusqu'à son épuisement naturel, comme le chien enragé qui mord jusqu'à ce qu'il succombe lui-même à son accès.

Aujourd'hui, on subit encore les inconvénients et les dangers de ce groupement compact, nécessaire peut-être autrefois, mais tout à fait inutile aujourd'hui. Nos villes doivent être construites sur un tout autre modèle, et d'après des règles bien différentes. Nous ne sommes plus des serfs misérables, nous sommes riches, nous sommes libres, et nous pouvons songer enfin à notre bien-être et à notre santé.

Pour arriver à ce but, les conditions à réaliser nous sont connues; elles se résument en un principe : de l'air et de la lumière, et par conséquent de l'espace.

Dans nos villes et à Paris, le règlement autorise l'excédent de la hauteur des maisons, sur la largeur de la rue. L'égalité n'est exigée que lorsque la rue a 20 mètres de large.

C'est là, entre beaucoup d'autres, une disposition administrative déplorable, en ce qu'elle est contraire aux données scientifiques, tout en étant d'accord avec la parcimonie des propriétaires de terrains, et des constructeurs. Si bien qu'étant donné notre désir instinctif de perfectionnement et notre attraction fatale vers la vérité, il arrivera sans doute que nos descendants remanieront notre œuvre, comme nous bouleversons celle du moyen âge.

Il serait plus court et moins dispendieux d'en venir tout de suite aux dispositions en quelque sorte irréprochables, auxquelles l'avenir lui-même donnera sa sanction.

Il est établi que, dans notre climat un peu brumeux, la hauteur des maisons doit être moindre que la largeur des rues, même pour l'orientation méridionale, la plus favorable à l'ensoleillement des habitations, celle que l'on qualifie de royale, (parce que c'est celle du château de Versailles). Dans ces conditions le soleil pénètre partout et ozonise l'air, le purifie en tuant les germes infectieux, et lui donne une propriété vivifiante. Nous jouissons ainsi d'une source de force et de santé qui ne coûte rien et qui vaut des trésors. Au contraire, les maisons hautes et serrées font des rues humides, et des cours qui sont de véritables puits. Là, les moisissures malsaines constituent un foyer permanent de pestilence, et l'insalubrité existe indestructible et éternelle.

Il serait donc sage et humain d'appliquer à toutes les constructions nouvelles, le principe fondamental qui fait les habitations saines. C'est là une question d'intérêt public, qui ne doit pas céder le pas à des convenances particulières ou à des difficultés temporaires. Il n'appartient pas à une personnalité quelconque de s'imposer ici ; et nous verrons plus loin quelles sont les mesures préparatoires qu'un gouvernement bien inspiré devrait s'imposer, pour que les centaines de millions que l'on va mettre en marche, ne fassent pas fausse route.

Les petits logements, qui sont en même temps les plus nombreux, les pauvres logis d'ouvriers, sont ceux qui appellent la réforme la plus urgente. On peut dire que jusqu'à présent tout ce qui a été fait dans ce sens a été mal compris. Détruire d'affreuses masures ou de vieilles maisons gangrenées jusqu'à la moelle, c'est évidemment faire œuvre sanitaire; mais c'est dans la reconstruction que l'on pèche. La nécessité du bon marché a fait manquer le but. Le prix de l'espace étant très élevé, on a donné aux logements une exiguité inadmissible, on les a accumulés en nombre exagéré dans de gros immeubles; en un mot, on a créé du neuf, qui, sauf le renouvellement des matériaux, ne vaut pas plus que le vieux. Enfin, pour achever l'échec, on n'a pas échappé à la cherté du loyer.

Le fait est grave, car le logement peut faire beaucoup pour l'aisance, pour la santé et pour la moralité de l'ouvrier. Dans la demi-reconstruction que Paris a subie depuis trente ans, l'ouvrier n'a rien gagné; il a même perdu en ce sens que la vie lui est devenue plus difficile. Comme autrefois, il n'a pas de place ; sa famille vit dans la promiscuité ; l'air qu'il respire est malsain ; la propreté est, dans le plus grand nombre des cas, impossible à réaliser, soit que l'eau manque, soit que l'humidité glissante et sombre reste un complice trop tenace de la négligence. La mère doit faire de pénibles et lentes ascensions, traînant de lourds fardeaux, son temps comme ses forces s'épuisent déjà pour les premiers besoins de la vie ; et pourtant, cet abri, d'un accès si difficile, il faut encore le payer du plus clair des ressources.

Les enfants vivent étiolés autour d'un poêle fumeux, ou vagabondent, ce qui n'est pas la meilleure préparation à l'état de citoyens libres et laborieux. Le père reste peu autour de ce foyer sans attrait, et les innombrables boutiques de marchands de vin le happent au passage. La misère pour la mère, le vagabondage pour les enfants, les vicieuses habitudes pour le père, voilà la principale source, d'où sort la foule hurlante et menaçante des ouvriers mécontents.

C'est une vérité connue, et tellement répétée qu'elle est presque banale. Cependant la souffrance n'est jamais banale; et l'installation judicieuse de la classe ouvrière dans les grandes villes est un *delenda Carthago*, sur lequel tous les hommes de bon sens doivent ramener sans cesse l'attention des pouvoirs publics.

On parle beaucoup des sacrifices à faire pour la classe ouvrière, et de la bonne volonté sans borne de tous, pour lui ménager dans sa rude existence sa petite part de bonheur. Comment ne comprend-on pas que la base d'une vie calme et saine, c'est le logement aéré, clair, propre et suffisamment spacieux? Cette première condition du bien-être dans le travail doit pouvoir être réalisée à bon marché, et de plus sans froissement de contact, sans comparaison criarde entre le riche et le pauvre.

Avons-nous à Paris rien qui ressemble

à la réalisation de ce premier principe démocratique ? La devise républicaine est bien inscrite au fronton des monuments publics luxueux et imposants ; mais l'organisation de la cité n'en est pas moins restée exclusivement aristocratique, privilégiée jusqu'à l'absurde, et peu hospitalière aux masses populaires. Celles-ci, pourtant, en venant simplement demander à la grande ville leur pain, contribuent pour la plus grande part à sa haute destinée.

Il faut donc s'occuper de l'ouvrier pour lui-même, et le loger suivant ses besoins et ses goûts légitimes. Assez longtemps sa demeure n'a servi qu'à former l'appoint des constructions riches, en couronnant le faîte de l'immeuble d'une rangée de cellules, qui coûtent peu et rapportent bien. Assez longtemps on l'a parqué dans les alvéoles insuffisantes de ruches gigantesques, où il a hélas ! autre chose à faire qu'à venir, comme l'abeille, digérer l'ivresse, qu'allument les rayons du soleil en se mariant aux parfums des fleurs.

Oui, il faut un peu l'aimer pour lui-même, cet ouvrier dont le lot est le travail, qui produit beaucoup et qui demandera fort peu, le jour où il lui sera permis enfin de vivre comme un homme, et non comme un animal dans sa bauge.

Pour cela, marchons à grands pas dans la voie que l'on semble désormais vouloir inaugurer, la construction des cités ouvrières.

Autre chose est le logement bourgeois rapetissé à la taille du budget de l'ouvrier, et autre chose est la cité ouvrière. Là, le pauvre peut vivre à l'aise et sainement, pourvu qu'on ne vienne pas encore détruire par la parcimonie intempestive de l'espace, le bénéfice de la disposition principale. Là, l'ouvrier est réellement chez lui, avec des voisins dont il peut faire ses amis, dans un milieu qui, à lui seul, est déjà une distraction et devient au besoin un appui. Là, enfin, pourront être réalisées pour lui, aussi bien que pour le riche, les conditions premières qui font les demeures salubres : l'accès du soleil, et la quantité de mètres carrés qu'il faut à un vivant pour se mouvoir.

Le genre de cette habitation est adapté à la nature de l'habitant, c'est là le premier point. Mais pour le réaliser, il faut de l'espace. Voilà la difficulté, car ce qui éternise depuis si longtemps à Paris les maisons défectueuses réservées aux ouvriers, c'est qu'elles permettent d'économiser le terrain.

Et c'est bien là le malheur dont souffre notre grande ville, non seulement pour ses logements ouvriers, mais aussi pour ses demeures bourgeoises, pour ses rues, ses places, ses promenades et ses squares, c'est-à-dire ses appareils de ventilation.

Ainsi donc, par les besoins de la classe ouvrière comme par ceux de la classe riche, nous voici amenés au même problème : du terrain pour s'étendre, de l'air pour respirer.

Oui, donnons de l'air à Paris, pour qu'il se développe à l'aise. Ses poumons en manquent, ses vastes poumons qui soufflent sans cesse, sur la terre entière, les idées qui agrandissent l'humanité, et les nobles passions qui la vivifient.

III

Agrandir Paris, voilà un mot bien simple; cependant, aussitôt qu'on l'a prononcé, il faut se voiler la face, car des regards courroucés se croisent sur vous, des susceptibilités farouches, comme autant de cartouches de dynamite, brûlent leur mèche sous vos pas.

Jamais *Cokney* de Londres ne fut aussi intraitable sur l'idiome londonnien, que le *Parisien* de Paris sur le vieil aggloméré de ses pères. Transformer Paris ! Détruire l'unité de Paris ! Autant demander à un bon bourgeois, aussi casanier que riche, de se séparer du vieux paletot usé, dont la trame blanchit et dont la chaîne se relâche, mais où ses membres paresseux ont creusé le moule de ses gestes favoris.

Cependant le temps marche ; il marque, il sème partout son œuvre. Un jour vient où le paletot si précieux se détache en loques condamnées; un matin se lève où le Parisien rêveur, croyant trouver comme jadis la campagne non loin de sa porte, se perd dans le dédale inextricable d'immenses villes-faubourgs.

Il faut donc réfléchir, et puisque nous sommes condamnés à nous développer, nous demander si le hasard du groupement est meilleur que celui que peuvent créer l'intelligence et l'art. Voulons-nous nous laisser indéfiniment conduire par le reptile sans tête qui déroule de-ci de-là ses anneaux toujours plus ou moins encombrants? Ou bien, voulons-nous au contraire faire jaillir de notre science acquise, de notre prévoyance humaine et patriotique, la lumière qui classera méthodiquement chaque acquisition nouvelle, le trait de génie qui précipitera notre glorieuse cité dans le chemin bien ouvert de son immense destinée?

Personne n'est insensible à l'orgueil

d'une haute fortune; et puis la charité elle-même, si choyée à Paris, est complice des démolisseurs, car elle s'est penchée sur toutes les plaies de l'insalubrité et elle s'est relevée impuissante. Ce sont là des raisons, au moins pour que la susceptibilité parisienne désarme un instant, écoute, et juge sans parti pris.

Il y a un fait qui domine dans notre siècle, c'est l'accroissement de la population. Dans cette voie, nous Français, nous marchons en sages, nous nous gardons de précipiter le mouvement, et cependant nous marchons vite. Paris tout particulièrement s'accroît dans des proportions énormes, et sans interruption, sans arrêt, sans repos. Depuis trente ans seulement, la population de Paris a doublé. En 1854, elle était de 1 million 180 mille habitants; elle est aujourd'hui de 2 millions 300 mille habitants. Chaque année, cette population s'accroît maintenant de plus de cinquante mille habitants.

Paris dans ces conditions s'est forcément étendu, a débordé son enceinte, mais sans ordre, sans méthode, et dans la confusion fréquente des industries insalubres avec les logements riches et pauvres. Dans ce mode de développement, comme on sacrifie tout pour raccourcir les distances relativement au centre de la ville, on est inféodé à un système : l'entassement. Les habitations se pressent, les habitants se touchent; certes, on se sent les coudes! C'est même là une sorte de satisfaction, qui contribue à faire oublier ce dont les hommes raisonnables doivent toujours avoir souci : l'air insalubre qui épuise peu à peu les plus robustes constitutions, les maladies plus fréquentes, la mortalité plus large, la cherté du mètre carré, et de toutes choses à sa suite.

L'air insalubre produit l'anémie qui sévit sur la population parisienne, comme ferait un choléra qui n'arrêterait jamais ses ravages.

Les maladies et la mortalité sont, dans une certaine mesure, en raison de la densité de la population. A Londres, cette densité est deux fois moins considérable qu'à Paris (par kilomètre carré : 13,000 habitants à Londres, 29,000 à Paris). Aussi la mortalité y est de 23 pour mille, tandis qu'à Paris elle est de 29. La fièvre typhoïde fait chez nous 75 victimes sur dix mille habitants; à Londres, elle n'en fait que 21. Le croup est quatre fois plus meurtrier à Paris qu'à Londres. Dans notre cité, comme partout, les maladies frappent toujours de préférence les quartiers les moins salubres, ici : la Villette, l'École militaire, les Quinze-Vingts.

La cherté de l'espace entraîne toutes sortes de frais qui alourdissent singulièrement les charges des budgets particuliers. C'est de cette façon que récemment, à propos de la réduction du prix du pain, les boulangers se sont récriés, prétextant l'élévation du prix de leur loyer, source principale de l'énormité de leurs frais généraux. Et pour cette raison, qui est indéniable, ils ont eu gain de cause contre l'évidence des cours du blé, contre la précision des calculs, que dis-je ? contre la faim, contre les durs besoins créés par la crise industrielle et commerciale. Ainsi c'est en vain qu'on fera de bonnes lois pour les intérêts de l'agriculture, c'est en vain que l'étranger tiendra à notre disposition des avalanches de céréales, le Parisien semble condamné à payer le pain toujours cher, parce que le rez-de-chaussée des immeubles se loue un prix exorbitant !

Cette densité exagérée de la population est donc un mal à coup sûr. A tout mal il y a un remède, dût son efficacité n'être pas radicale. Eh bien ! ce remède, si personne ne le connaît encore dans ses détails et son développement, du moins toute la partie éclairée de la population doit le rechercher sans prévention et sans mauvaise humeur. Ce sera plus loin notre conclusion.

Les bases sur lesquelles on y travaillera s'imposent du moins sans contestation possible ; ce sont :

1° Le groupement méthodique ;

2° Le développement du terrain urbain.

En ce qui concerne le groupement méthodique, nous avons déjà vu qu'un des besoins les plus pressants, une des lacunes les plus criantes, c'est un bon aménagement des habitations de la classe pauvre. Dans les reconstructions à venir, il faudra faire cette part. On utilisera aussi avec profit pour ces aménagements les espaces qui n'ont pas encore trouvé preneurs, et surtout les terrains distants mi-partie du centre et de là périphérie, tels que ceux de l'enceinte. Ces terrains, la force même des choses, la fatalité de notre évolution urbaine sauront, à n'en pas douter, les conquérir peu à peu. En ne s'y prenant pas trop tard, c'est-à-dire en ne laissant pas fuir trop longtemps les années, on pourra disposer commodément ces groupes ouvriers à portée, ou à proximité des principaux centres de travail.

Ensuite, il y a le problème des installations industrielles encombrantes et malsaines; et celui-là ne semblera superflu à personne. Avec la rapidité possible de toutes les communications et des transports, il n'y a aucun inconvénient à tendre chaque jour à dégager de ces établissements, la ville proprement dite. Une ou plusieurs zones leur seront assignées, avec un point de départ suffisamment éloigné du centre, et une progression sans limite dans les parties de la campagne suburbaine les plus déshéritées de la nature.

Au contraire, les extrémités Ouest et Est de la ville, déjà riches d'une luxuriante végétation et douées de sites ravissants comme par la baguette d'une fée bienfaisante, seront comme les deux pôles de la vie riche ou aisée. A l'Ouest, tout autour du bois de Boulogne, l'avenir a marqué la place des habitations les plus confortables et les plus luxueuses. Toute la gentry française, celle du talent, ou celle qui se recommande par les services passés, se trouvera groupée à certaines époques de l'année autour de ce vaste rendez-vous.

A l'Est, dans la périphérie non moins étendue et non moins attrayante du bois de Vincennes, s'établiront à l'aise les familles plus modestes. Là, on viendra jouir d'un repos honorablement gagné par le travail, à travers une existence sans faste, et l'on goûtera la paix : le souci du lendemain étant disparu, et l'ambition de la veille satisfaite.

Et Paris ainsi, partout classé dans de grandes divisions générales, pourra s'étendre à l'aise, se développer sans contrainte, sans cesser d'être Paris. Au contraire, un enchevêtrement possible et excessif de toutes les professions et de toutes les personnalités, peut l'amoindrir en tant que centre de la distinction et de l'esprit, en dispersant jusqu'aux villes de la Méditerranée ses bataillons les plus brillants, et ses figurants les plus précieux.

Le *Tout-Paris* est donc le plus intéressé et doit être le premier à convenir des difficultés que l'avenir nous réserve, et de la nécessité de guider la marche des légions qui s'avancent de toutes parts. Cette fine fleur de la race française, ces quelques milliers de délicats et de raffinés, qui forment ce qu'on pourrait appeler la chevalerie moderne, devront se féliciter si l'on cherche à réserver pour leurs ébats favoris, le vaste îlot qui s'étend de la place de l'Opéra à la porte Dauphine. Et il n'est que temps de détourner le flot qui monte, car le *marais*, le grouillant et utile marais, peu à peu s'avance vers l'îlot, déjà le lèche, et pourra finir par le recouvrir en entier.

Il faut donc une direction supérieure et puissante pour que tout se développe avec ordre. Cette direction n'existe pas; les états-majors, de qui relève le mouvement de chaque groupe d'intérêts, ne sont pas suffisamment armés par les lois pour prendre les mesures efficaces. Bien plus ! Ces états-majors agissent le plus souvent vis-à-vis les uns des autres, tels que pourraient le faire les adversaires les plus intraitables.

IV.

On ne s'entend pas sur les mesures à prendre, voilà la grande difficulté. Mais si l'on ne s'entend pas, c'est par rivalité entre les divers services, et non parce que le problème d'un plan d'ensemble est insoluble.

Le développement du terrain urbain, qui importe à tous, se trouve tenu en échec par la vice-royauté de qui relève la zone circulaire des fortifications.

Le Conseil municipal, c'est-à-dire le représentant le plus immédiat des intérêts de la Ville, vient de se briser contre ce roc qui s'appelle le comité de défense.

Que lui importe Paris à ce comité ? Il ne connaît qu'une chose : multiplier les ouvrages de guerre. Ce n'est donc pas à lui qu'il faut s'adresser pour les démolir.

Les fortifications de Paris ne sont plus aujourd'hui autour de Paris, mais dans Paris même. Elles le resserrent, elles le tassent, elles le gonflent ; elles jouent le rôle d'une ceinture qui entrerait dans les chairs comme une corde de tortionnaire. Développer Paris avec un tel appareil orthopédique, c'est s'atteler à une œuvre boîteuse; c'est exciter à courir, un bancal.

Il y a donc là une première difficulté, vers la solution de laquelle il faut toujours marcher sans se décourager ni perdre un temps précieux. Le comité de défense a mis son veto. Qui peut lever ce veto ? Le Corps législatif.

Et qu'on ne vienne pas dire qu'il n'est pas même permis de discuter l'arrêt rendu par des spécialistes, guidés à la fois par leurs lumières professionnelles et par l'amour de la patrie !

Nous civils, nous habitants de Paris, nous ne le cédons à quelque Français que ce soit, sous le rapport du patriotisme, et nous l'avons prouvé. Et quant à la compétence, qui pourra soutenir qu'aujourd'hui, avec l'immensité de Paris, la question de cette vieille enceinte débordée de toutes parts, reste purement technique ?

Quand des habitants se comptent par millions, ce ne sont plus des murailles en terre, mais des murailles humaines qui deviennent le rempart le plus imprenable. Aucune armée ennemie, quelle que soit l'étendue de son triomphe, ne s'aventurera dans une pareille ville pour en prendre possession. On peut affirmer hautement, en vertu des lois sociales qui priment ici celles de la géométrie, qu'une ville aussi grande qu'est déjà Paris, ne peut pas être prise par la violence des armes. Si elle tombe, avec ou sans murailles, c'est par la force morale des événements, si ce n'est pas tout simplement par des raisons d'estomac.

Soyons justes ! Ne cherchons pas à prouver, pour les besoins de la cause, que les fossés de Paris ont servi contre les Allemands : en réalité, ils n'ont joué un rôle que pour prolonger une triste et néfaste guerre civile.

Mais rien ne prouve mieux que ce conflit, entre le Conseil municipal et le Comité de défense, la nécessité de subordonner tous les pouvoirs secondaires qui gouvernent la ville, à un pouvoir supérieur, capable de tout coordonner avec ensemble.

Jamais l'unité d'action ne fut plus nécessaire que dans cette question délicate, difficile et complexe du remaniement de Paris. Jamais unité ne fut plus nécessaire, car les mesures qui seront prises seront difficilement revisables ; elles seront littéralement cimentées à chaux et à sable, et peut-être pour des siècles. Jamais unité ne fut plus nécessaire, parce que jamais elle n'exista moins. Dans notre démocratie, nous avons, en effet, parfois à parer aux inconvénients d'une décentralisation inopportune ; et c'est là le cas. Chaque petit gouvernement sectionnaire, armé de ses droits et prérogatives, ne connaît plus que la lutte qui les défend ou les impose, même quand la victoire doit tourner contre lui.

Désarmer n'est plus dans son sang : à force d'avoir dit : « Vaincre *ou* mourir,» il dirait sans s'en douter dans sa folle ardeur : « Vaincre *et* mourir.»

Au fond, vues de haut et de loin, toutes ces querelles sans merci entre nos états-majors parisiens, le Conseil municipal, le Comité de défense, la Préfecture de la Seine, le Conseil supérieur d'hygiène, etc...., toutes ces querelles où le triomphe de l'un fait pousser à l'autre des cris de rage.... ne sont que des enfantillages.

Il y a un but supérieur : le perfectionnement de Paris, son avenir, cet avenir lié à celui du pays lui-même. Tout ce qui est entrave personnelle, et ce qu'on pourrait appeler querelle de clocher, doit s'effacer ; il ne doit plus y avoir de rivaux, mais simplement des alliés. Et le chaos des conflits disparaîtra, le jour où chaque petit podestat ne sera plus qu'un conseiller, tandis qu'au dessus de tous s'élèvera une autorité unique, incontestée et incontestable.

C'est cette autorité qu'il faut créer, et rien n'est plus réalisable avec le mécanisme de nos institutions.

Au point où nous en sommes, la loi de 1850 est à reviser complètement ; et c'est un avis unanime. Le Conseil d'Etat, la Préfecture de police ont, chacun en ce qui les concerne, édicté sur l'aménagement urbain de petites lois, sous forme de réglements, qui sont maintenant, comme autant d'obstacles semés sur une piste. Une législation nouvelle en ce qui concerne la construction des villes, doit donc être mise à l'étude. Paris a droit d'y avoir une part toute spéciale, car il n'appartient pas seulement à lui-même, mais à la France toute entière, et ses conditions de développement ne sont celles de nulle autre ville.

Dans de telles questions, des législateurs, si éclairés qu'ils soient ou qu'ils puissent se croire, ressentent la nécessité d'avoir recours à des lumières toutes spéciales, celles des hommes du métier. Une enquête est donc ouverte. C'est cette enquête qui devient ici, en ce qui concerne Paris, le rouage principal, le moteur véritable de l'œuvre de désintéressement mutuel pour le progrès public,

Cette enquête, en effet, ne doit être rien moins qu'un congrès, un congrès par la science et pour la pratique.

Mais comment ce congrès sera-t-il composé ? Voilà le nœud de la question.

Un pareil congrès, ce doit être la réunion de l'élite des personnalités dans toutes les professions qui touchent à l'aménagement des villes : architectes, ingénieurs civils et militaires, administrateurs, artistes et enfin médecins hygiénistes. Ces représentants ne peuvent apporter avec eux une autorité réellement magistrale, que s'ils reçoivent leur mandat de l'universalité des membres de la profession. C'est *le suffrage universel professionnel*, c'est-à-dire le moyen de tirer de chaque profession le concours le plus parfait qu'elle puisse fournir.

Ce principe ne se démontre-t-il pas par son seul énoncé? Quel est l'homme qui ne considérerait un tel suffrage comme la gloire de sa vie, la consécration de sa valeur, et ne mettrait au-dessus de toutes considérations, l'honneur de s'en montrer digne? S'il est, en effet, un hommage qui soit précieux et sincère, c'est celui qui est rendu par les égaux, c'est-à-dire par ceux qui, non seulement sont le mieux à même d'apprécier le mérite, mais pourraient aussi briguer la même distinction.

Voilà donc l'élite de chaque profession ainsi réuni; mais ces hommes qui auront pour mandat de réaliser le bien public, et qui ne représenteront ni leurs intérêts personnels, ni les intérêts des uns, ni les intérêts des autres, mais les intérêts généraux, seront surtout précieux par cette indépendance. C'est cette indépendance qui est à proprement parler la condition du succès final.

Certes, on peut attendre beaucoup des

travaux et des délibérations d'un pareil congrès. Les solutions qu'il fournira aux législateurs seront à coup sûr les meilleures possibles, et mériteront de recevoir la sanction de la loi.

Jusqu'à présent, ce sont les administrateurs qui, presque seuls décident, quand il s'agit, soit de construire, soit de reconstruire les villes. Avec eux, la beauté du coup d'œil, la commodité des demeures princières, l'établissement des percées stratégiques, sont à peu près les seuls mobiles et les seuls guides. Or, sans méconnaître la valeur de ces dispositions générales, c'est à des règles plus importantes que l'on doit aujourd'hui obéir en premier lieu ; ces règles sont tout d'abord celles de la salubrité.

La salubrité, c'est le seul luxe du pauvre, et c'est le principal luxe du riche ; c'est pour tous une assurance sur la vie, une diminution des chances de mort. Dans l'état actuel des choses, les quartiers populeux se construisent de la façon la plus défectueuse. Il faut y mettre ordre, et décréter l'extinction de tous les bouges. Les maisons riches elles-mêmes sont souvent sujettes à caution ; plus d'une, séduisante au dehors, est mortelle au dedans. N'est-ce pas une pitié ? Et le premier équivalent de l'or, ne doit-il pas être un air préservé d'émanations méphitiques, et respirable sans danger ?

Après la salubrité, le but le plus important à rechercher c'est la disposition méthodique des groupes principaux de la population. On y atteindra peu à peu, sans beaucoup de difficultés, par une réglementation plus précise des diverses industries, et par l'établissement de maxima dans la densité de la population des divers quartiers.

Enfin le large développement de la cité, cette extension puissante qui est en germe dans Paris, il faut lui donner son libre essor. Quand le congrès aura parlé et, de sa voix respectée, condamné les barrières inutiles et les entraves funestes à l'avenir de notre grande ville, la loi se lèvera à son tour pour achever l'œuvre, et rien ne résiste à cette puissance dernière.

En même temps on donnera au hasard des constructions un guide intelligent, en dressant artistement le plan des futurs quartiers. Dans la rapide génération à laquelle nous assistons, tel champ aujourd'hui désert, va voir en quelques années se dresser des maisons, comme poussent les arbres d'une pépinière. Il faut donc pour chaque région suburbaine, mûrir avec soin le plan partiel qui préservera le nouveau faubourg, autant des groupements défectueux, que des alignements uniformes et dépourvus de caractère.

Cette étude sera plus ou moins longue; ce n'est pas là le point le plus important, car ici la hâte est plus à craindre qu'à souhaiter. Mais les dispositions qui seront ainsi dûment conçues et appliquées, donneront du moins la mesure de notre époque ; et nous aurons la conscience, avant que ce siècle ne se ferme, d'avoir préparé le suivant avec une passion qui sera sans doute féconde, car ce sera la passion du vrai.

La haute commission consultative, issue du suffrage universel des professions spéciales, ne bornera pas là sans doute ses bienfaits. Quel tribunal plus compétent et plus autorisé peut-on désirer pour résoudre les questions générales de voirie actuellement en suspens ?

Ici, il faut le reconnaître, les difficultés ne tiennent pas aux rivalités des groupes directeurs, mais à l'obscurité des moyens, à l'énormité de l'œuvre. Riche Paris, mais surtout pauvre Paris ! Que de choses lui manquent encore, avant de pouvoir seulement faire une toilette présentable !

Il faut de l'eau : la valeur d'un petit fleuve.

Il faut se débarrasser des déjections, et

créer ainsi un autre fleuve en sens inverse du premier.

Il faut un chemin de fer métropolitain, établissant des communications rapides entre tous les points de l'immense capitale.

Il faut aussi résoudre la question des cimetières.

Puis l'ambition venant à son heure, il y aura lieu de songer à cette œuvre fructueuse qui consisterait à canaliser la Seine. On créerait ainsi, aux abords de la ville, un port rival de celui de Londres, des docks immenses, entrepôt des deux mondes.

Voilà des questions lourdes, dont les premières demandent avant tout une étude consciencieuse et approfondie, car Paris est trop vaste pour servir de champ d'expérience, et le système qui prévaudra doit avoir auparavant fait ses preuves.

Or, le congrès devenant une haute commission consultative, non seulement réalise le meilleur comité d'études, le plus loyal, le mieux trié sur la nation toute entière, mais encore son œuvre première deviendra le meilleur guide de la seconde.

Quel aide plus puissant, en effet, pour arriver aux diverses solutions cherchées, qu'une entente préalable sur *le plan de Paris*, sur la disposition du vaste cadre qui ne doit pas seulement nous renfermer, nous qui vivons aujourd'hui, mais plusieurs générations encore !

Ainsi, *le suffrage universel professionnel* peut nous donner : et l'impulsion d'ensemble qui nous manque, et les solutions difficiles jusqu'ici vainement cherchées.

Nous ne construisons pas des maisons de bois qu'on livre aux flammes pour les rajeunir. Nous élevons des édifices de pierre, songeons à cela ; ils durent des siècles. Marquons donc là le signe de notre époque, qui est plus ou moins grande et glorieuse, mais qui aspire à coup sûr à être utilitaire.

Paris. — Imp. Ch. Maréchal et J. Montorier.

www.ingramcontent.com/pod-product-compliance
Ingram Content Group UK Ltd.
Pitfield, Milton Keynes, MK11 3LW, UK
UKHW021143220726
13924UKWH00003B/1004